DISSERTATION

SUR L'EXPECTORATION,

CONSIDÉRÉE SOUS LE RAPPORT SÉMÉIOLOGIQUE;

THÈSE

Présentée et soutenue à la Faculté de Médecine de Paris, le 18 août 1825;

PAR J. H. GAURAN, né à Lectoure,
Département du Gers,

DOCTEUR EN MÉDECINE.

Ars medica tota in observationibus.

A PARIS,
DE L'IMPRIMERIE DE DIDOT LE JEUNE,
Imprimeur de la Faculté de Médecine, rue des Maçons-Sorbonne, n.° 13.
1825.

A MON PÈRE

ET

A MA MÈRE.

A MES FRÈRES.

J. H. GAURAN.

DISSERTATION

SUR L'EXPECTORATION,

CONSIDÉRÉE SOUS LE RAPPORT SÉMÉIOLOGIQUE.

Considérations générales.

Je me propose, dans cette dissertation, de grouper les divers caractères physiques que présente l'expectoration pour servir au diagnostic de quelques maladies des organes respiratoires. On voit dans les traités de séméiotique que les auteurs n'ont pas attaché assez d'importance à l'aspect des crachats. Je reviendrai sur ce point. Parmi les moyens d'investigation qu'on a proposés, l'auscultation est certainement le moyen le plus sûr que possède la science pour parvenir à la connaissance de ces maladies. Mais l'expectoration ne doit pas être négligée. L'inspection seule des crachats est loin d'être suffisante pour caractériser une lésion des organes de la respiration. On a besoin, le plus souvent, d'emprunter le secours de l'auscultation médiate. Cependant il est des cas où il faut s'en rapporter seulement à l'expectoration ; alors elle devient caractère pathognomonique : l'observation et l'anatomie pathologique le prouvent tous les jours. Par exemple, à l'aide de quel autre signe pourrait-on bien apprécier l'état des poumons, dans le cas où un sujet serait frappé à la fois d'une lésion organique du cœur et d'une pneumonie, comme cela a lieu dans l'observation suivante ?

Un marinier âgé de quarante-huit ans, d'une forte constitution, présentait tous les symptômes d'une maladie du cœur : dyspnée augmentant par le moindre mouvement, face livide, lèvres violacées, ascite; œdème considérable des membres inférieurs et des parois thoraciques : battemens du cœur se sentant et s'entendant dans une grande étendue; reflux du sang dans les jugulaires; pouls dur, régulier, habituellement fréquent ; toux fréquente et pénible ; crachats épais et verdâtres. Le treizième jour de l'entrée du malade, la respiration est plus accélérée, le pouls plus fréquent que les autres jours ; les palpitations sont plus fortes, la face est plus injectée ; la percussion pratiquée ne peut donner que des renseignemens imparfaits, à cause de l'infiltration considérable des parois thoraciques. Cet état fut regardé comme dépendant de la maladie du cœur. Mais le lendemain, l'expectoration, supprimée la veille, reparut avec de nouveaux caractères. Le malade avait rendu pendant la nuit une assez grande quantité de crachats se tenant en masse gélatiniforme, transparente, d'un jaune safrané, se détachant facilement du vase.

Les deux jours suivans, même état, même expectoration. Jusqu'au 21, les crachats continuèrent à être visqueux et rouillés, les mêmes symptômes persistèrent. Le 22, leur viscosité n'est pas aussi grande, ils ne sont plus que légèrement teints de sang. Les 23 et 24, ils repassent à l'état catarrhal, rémission dans tous les symptômes ; et le 28, il est revenu à peu près à la situation dans laquelle il se trouvait deux jours avant l'apparition des crachats pneumoniques. (Obs. recueillie dans les salles de M. *Lerminier*, et publiée par le docteur *Andral*, dans sa thèse.)

Les symptômes qui se sont manifestés chez cet individu pouvaient être naturellement attribués à l'exacerbation de ceux de la lésion du cœur. L'apparition de la toux ne pouvait pas fournir de lumière, car le catarrhe pulmonaire est une complication ordinaire de l'anévrisme du cœur. La percussion ne donnait aucun renseignement exact, parce que les parois de la poitrine étaient œdematiées. L'expectoration et l'auscultation étaient les seuls moyens à employer pour s'assurer de l'existence de la pneumonie. Ce dernier moyen ne fut pas employé : mais l'expectoration parut si caractéristique, que M. *Lerminier* ne balança pas à annoncer que la pneumonie existait.

On voit dans cette observation de quelle utilité l'expectoration peut être pour le diagnostic. On aurait pu se servir de l'auscultation, sans doute elle eût donné des résultats assez positifs, mais elle n'eût pas mieux fait connaître l'inflammation du poumon. Il est encore des cas dans lesquels les crachats sont encore plus caractéristiques, lorsque l'auscultation médiate et la percussion ne donnent pas de signes. Cela s'observe assez souvent.

Un imprimeur âgé de vingt-deux ans entra à la Charité le 14 juillet 1820, et présenta l'état suivant : respiration courte, accélerée, beaucoup plus diaphragmatique que costale ; toux fréquente, sèche, excitée par le plus léger mouvement. Persistance d'un point de côté, dont il se plaignait depuis quelques jours ; poitrine sonore, bruit d'expansion pulmonaire net partout, pouls fréquent et dur, peau chaude et sèche ; langue blanchâtre ; soif ; ventre indolent et souple ; cinq à six selles depuis vingt-quatre heures. On regarda cet individu comme atteint d'une pleurésie simple.

Le 16 juin, la douleur pleurétique n'existait plus ; mais le malade expectorait des crachats visqueux, transparens, rouillés. La dyspnée était considérable et la fièvre intense. La percussion et l'auscultation ne donnaient aucun renseignement.

Le 17, augmentation de la viscosité des crachats, qui ne se détachent plus du vase lorsqu'on le renverse ; leur couleur est d'un jaune prononcé : d'ailleurs, même état.

Le 18, réapparition de la douleur pleurétique, mais du côté opposé ; même aspect des crachats ; respiration haletante ; état d'anxiété extrême ; pouls très-fréquent ; sécheresse constante de la peau.

Le 19, douleur pleurétique moindre, respiration de plus en plus gênée ; cependant la percussion ne faisait reconnaître de son mat nulle part. L'auscultation faisait entendre dans tous les points le bruit naturel de la respiration, mais très-fort. Dans la nuit, le malade délira.

Le 20, les traits de la face, profondement altérés, exprimaient l'anxiété la plus vive; une douleur pleurétique existait à droite au-dessous du téton ; à gauche, aux environs du creux de l'aisselle. Les mouvemens respiratoires étaient très-courts et très-précipités. Le malade ne pouvait parler ni remuer sans provoquer une toux douloureuse. Les crachats conservaient leur grande viscosité et leur couleur jaune; le pouls, très-fréquent, était encore très-dur. D'ailleurs aucun renseignement par la percussion et l'auscultation. La nuit, il y eut encore du délire.

Le 21, même état. Les 22, 23 et 24, la douleur pleurétique diminue des deux côtés, la respiration devient moins gênée, les crachats ne changent pas de caractère, la diarrhée devient abondante.

Le 25, réapparition du double point de côté là où il s'était déjà manifesté; gêne de la respiration plus grande que jamais.

Le 26, délire, dyspnée extrême, suppression des crachats. Râle muqueux en divers point. Mort le lendemain matin.

Ouverture du cadavre. A droite et à gauche, les plévres costale et pulmonaire étaient couvertes de concrétions albumineuses membraniformes; en outre, un demi-verre environ de sérosité trouble était épanchée dans la plèvre droite. Le tissu des deux poumons était généralement sain et crépitant ; mais dans un grand nombre de points, spécialement vers leur racine et dans leur centre, les deux poumons présentaient de petites masses rouges compactes, qui constituaient autant d'hépatisations partielles. En d'autres points, également circonscrits, l'hépatisation n'était pas encore complète ; mais le tissu pulmonaire, fortement engoué, se laissait déchirer avec une facilité remarquable. Les bronches étaient d'un rouge intense, jusque dans leur plus petites ramifications. (Obs. 36.e de la clinique de M *Lerminier*, publiée par M. *Andral*.)

Cette observation présente une double pleurésie compliquée de pneumonie. L'inspection seule des crachats a suffi pour faire prononcer sur l'existence de cette dernière. Pendant le cours de cette maladie on a toujours observé la sonorité de la poitrine et la résonnance de la voix. L'autopsie a justifié le diagnostic en nous démontrant les diverses altérations du poumon.

Mais il n'en est pas toujours ainsi. L'expectoration, bien souvent, ne donne pas d'indices certains sur la maladie. Elle restera la même, tandis que la percussion et l'auscultation feront apprécier avec certitude la marche de l'affection.

Un maçon âgé de cinquante-deux ans entra à la Charité le 21 juin 1822. Il présentait les symptômes d'une fièvre bilieuse. Il avait contracté depuis quelques jours un catarrhe pulmonaire peu intense. Le 6 juillet, ce catarrhe pulmonaire s'exaspéra, et un mouvement fébrile s'établit. Le 7 et le 8, quintes de toux très-fréquentes et très-pénibles, avec sensation de déchirement derrière le sternum. Persistance de la fièvre.

Le 9, respiration notablement accélérée; fièvre intense; sonorité de la poitrine, crachats du simple catarrhe pulmonaire. Mais l'auscultation fit reconnaître un peu de râle crépitant, avec un mélange d'expansion pulmonaire dans l'espace compris entre la clavicule gauche et le sein, dans le creux de l'aiselle, ainsi que dans les fosses sus et sous-épineuses du même côté. Ailleurs le bruit de la respiration était fort, et sa grande netteté n'était obscurcie qu'en quelques points par un râle muqueux.

Le 10, même état. Le 11, le râle crépitant, plus prononcé, masquait entièrement le bruit d'expansion pulmonaire. La sonorité était un peu diminuée au-dessous de la clavicule gauche; augmentation de la phlegmasie; cependant l'expectoration restait catarrhale.

Les 12 et 13, pas de changement notable, et en particulier rien de caractéristique dans les crachats, qui sont peu abondans, et formés d'un mucus blanc et filant.

Le 14, on n'entend plus dans les parties indiquées correspondant au lobe supérieur du poumon gauche qu'un râle crépitant très-faible sans mélange de murmure inspiratoire. Sous la clavicule et dans le creux de l'aiselle de ce côté, le son est mat, la respiration notablement plus gênée que les jours précédens; l'aspect catarrhal des crachats persiste; le pouls est fréquent et assez dur, la peau chaude et sèche.

Les 15, 16 et 17 la maladie semble rester stationnaire; les crachats ne changent pas d'aspect.

Le 18, nouvelle exaspération; son très-mat sous la clavicule gauche. Entre cet os et le sein, et en arrière, au niveau de l'épine de l'omoplate, on entend, chaque fois que le malade inspire, ce bruit particulier que nous avons désigné sous le nom de *respiration bronchique*; lorsqu'il parle, la voix donne une résonnance remarquable qui n'existe en aucun autre endroit du thorax. La dyspnée était considérable; les crachats n'étaient pas plus caractéristiques.

Le 19, la respiration était tellement gênée, que le malade put à peine prononcer d'une voix haletante quelques mots entrecoupés; d'ailleurs mêmes symptômes.

Le 20, râle crépitant sous la clavicule droite. Les 21 et 22, il persiste à gauche. On entend toujours la respiration bronchique et la résonnance de la voix. Le malade n'expectore plus. Il succombe le 24, à la gêne toujours croissante de la respiration.

Ouverture du cadavre. Le lobe supérieur du poumon gauche présentait un tissu rouge, compacte, se précipitant au fond de l'eau, très-facilement déchirable; il paraissait formé, lorsqu'on le déchirait, d'une multitude de petites granulations rouges pressées les unes contre les autres. Le lobe supérieur du poumon droit contrastait avec les autres lobes de ce même poumon par sa couleur très-rouge, sa consistance moins grande, et l'énorme quantité de sérosité sanguinolente qui s'en écoulait par l'incision. Les autres parties du poumon étaient saines. Les bronches, très-rouges, étaient remplies de mucosités qui s'y étaient accumulées depuis que l'expectoration ne se faisait plus. Il n'y avait pas de traces d'inflammation des plèvres. (Obs. 43.e, du même ou vrage cité.) Cette observation est encore venue à l'appui de mon assertion. On a pu apprécier rigoureusement, à l'aide de l'auscultation médiate, la marche de la maladie, sans que jamais l'expectoration en ait révélé l'existence.

Jusqu'ici nous avons vu que l'expectoration et l'auscultation sont les seuls moyens d'investigation dont on doit se servir, ou du moins ceux qu'on doit préférer; mais ils peuvent manquer simultanément. Comment établir le diagnostic? Cependant la maladie existe. Faudra-t-il s'en rapporter aux symptômes généraux? Ordinairement ils sont si vagues, ils ont tant de rapport avec d'autres maladies, qu'ils ne servent qu'à jeter de la confusion dans l'esprit du médecin, au lieu de l'éclairer.

Un tailleur âgé de cinquante-un ans entra à la Charité le 22 juillet 1822. Cet homme, sujet à s'enrhumer facilement depuis plusieurs années, et ayant quelquefois craché du sang, toussait beaucoup depuis une quinzaine de jours.

Le 19 juillet, dans la matinée, il sentit une vive douleur entre le sein gauche et le sternum, en même temps fièvre, toux plus fréquente et plus douloureuse. Le 20 et le 21, la douleur persista; la respiration devint gênée. État du 22 : respiration courte, accélérée, parole haletante; petite toux presque continuelle, avec des crachats muqueux, aérés; persistance de la douleur, qui se faisait sentir un peu à l'épigastre. La poitrine percutée résonne bien partout avec force et netteté; le pouls est fréquent et dur, la peau chaude et sèche. On regarda ce malade comme atteint d'une bronchite aiguë, compliquée de pleurésie.

Le 23 (cinquième jour), la douleur pleurétique avait presque disparu. L'auscultation et la percussion donnaient les mêmes résultats. L'expectoration était toujours aussi insignifiante. Cependant la dyspnée avait beaucoup augmenté; la fièvre était intense.

Sixième jour, dyspnée extrême; face pâle, grippée; pouls tellement fréquent, que les battemens peuvent à peine être comptés; d'ailleurs absence complète de douleur; toux rare, avec quelques crachats de catarrhe ; sonorité de la poitrine conservée ; bruit respiratoire net partout, mais très-fort. On fut porté à croire à l'existence d'une péricardite, bien que d'ailleurs le pouls fût fort, bien régulier, et que les battemens du cœur n'offrissent rien d'insolite, hors leur fréquence extrême. Le soir, toute la nuit, le malade délira.

Septième jour, état comateux ; nulle réponse aux questions ; mêmes symptômes du côté de la poitrine. Dans la journée, la respiration devint stertoreuse, et le malade succomba la nuit suivante.

Ouverture du cadavre. Vive injection du tissu cellulaire sous-arachnoïdien de la convexité des hémisphères cérébraux, avec infiltration purulente dans quelques points ; ventricules latéraux distendus par une quantité considérable de sérosité trouble. Le poumon gauche présente près de sa base, et autour de l'insertion des bronches plusieurs points où le tissu est rouge, compacte, facilement déchirable. Dans le poumon droit, à peu près aux mêmes endroits, il y a également hépatisation rouge, mêlée avec un commencement d'hépatisation grise ; le sommet du poumon droit est parsemé de quelques tubercules entourés d'un tissu sain ; les bronches sont rouges, pleines de mucosités ; des adhérences molles unissent le bord antérieur du poumon gauche à la plèvre costale ; le péricarde ne présente pas de traces d'inflammation ; rien de remarquable dans les viscères de l'abdomen. (Obs. 46.e, même ouvrage.)

D'après les symptômes que présentait le malade, il semblait évident que ni le parenchyme pulmonaire ni les plèvres n'étaient atteints ; une simple bronchite ne pouvait guère être considérée comme la cause d'aussi graves accidens, et surtout d'une aussi forte gêne de la respiration. Cependant l'autopsie à démontré qu'il y avait déjà pneumonie au deuxième degré, et même commencement du troisième.

Ces considérations me porteraient à conclure que l'inspection des crachats réunie à l'auscultation suffirait, sans avoir égard aux autres symptômes, pour porter le diagnoctic d'une maladie du poumon, mais qu'il faudrait se garder de dire que là il n'y a pas de lésion, parce que les signes fournis par l'auscultation ou la percussion viendraient à manquer. On ne peut pas tirer de conséquence rigoureuse du dernier fait que j'ai cité, mais seulement il semblerait prouver qu'en médecine, on est bien loin encore de pouvoir prononcer avec l'exactitude mathématique.

Les auteurs qui ont écrit sur la séméiotique ont considéré les crachats plutôt sous le rapport du prognostic que sous celui du diagnostic. Ils ont noté leurs diverses *formes*, sans spécifier à quel genre de lésion appartenait l'expectoration ; ils ont indiqué avec raison la *couleur* des crachats comme ayant une influence plus ou moins directe sur la terminaison des lésions des organes de la respiration. La *consistance* a été aussi pour eux d'un augure plus ou moins favorable : ils l'ont regardé à tort comme funeste, lorsque ce qu'ils appellent *coction* n'a pas lieu. Je dirai ailleurs quelle valeur on peut y attacher. La *saveur* a été aussi notée avec soin. Quelques auteurs ont avancé que les phthisiques dont les crachats sont insipides tombent plus promptement dans le marasme. L'observation journalière est loin de confirmer cette assertion. *Hipporrate* a aussi avancé que la saveur douce et sucrée était le signe de la consomption pulmonaire. Il a aussi parlé de la saveur salée. *Morton* insiste beaucoup sur ce goût salé, qu'il regarde comme le signe précurseur de la phthisie. L'attention des médecins est fixée depuis long-temps sur l'odeur des crachats. La fétidité serait-elle toujours défavorable pour le malade? L'observation a démontré que, lorsqu'elle apparaissait chez un phthisique dont l'expectoration était habituellement inodore, elle est fatale. *Hipporrate* l'avait rangé parmi les signes mortels. La fétidité est un signe beaucoup moins funeste lorsqu'elle se manifeste au début de la maladie. On trouve dans le Recueil de thèses de *Haller* l'histoire d'un homme qui expectora pendant long-temps une matière purulente tellement fétide, qu'il était impossible de rester dans sa chambre sans que les croisées fussent ouvertes : il guérit cependant. Ils ont à peine parlé de la *forme* des crachats, qui est caractéristique dans la phthisie pulmonaire.

On a traité par les réactifs chimiques la matière de l'expectoration, pour parvenir à distinguer les crachats de la phthisie de ceux des autres maladies du poumon. La présence du pus dans l'expectoration n'est pas toujours le signe de la phthisie. Les expériences tentées par *Darwin*, *Grasmeyer*, n'offrent rien de positif. M. *Gruithuisen* s'est aussi servi du microscope.

L'ensemble des propriétés physiques des crachats doit suffire pour faire distinguer une lésion d'une autre. Dans cette dissertation, je tâcherai de décrire avec exactitude le caractère spécial des crachats des maladies dont je dois m'occuper. L'expectoration, considérée d'une manière générale, m'a paru un travail trop long ; aussi ai-je restreint mon sujet à la *bronchite*, à la *pneumonie* et à la *phthisie tuberculeuse*.

De l'expectoration dans la bronchite aiguë.

La sécrétion de la membrane muqueuse pulmonaire enflammée présente des modifications suivant le degré d'irritation. Sa quantité et sa qualité présentent des différences qui sont relatives à l'individu ; ainsi, chez un individu qui dans l'état de santé crache peu, l'expectoration sera peu abondante; tandis que, toutes choses égales d'ailleurs, chez un autre qui crache habituellement, elle augmente beaucoup, et ses qualités sont changées.

L'expectoration dans la bronchite aiguë a lieu plus tôt ou plus tard, suivant les individus; mais, en général, elle se manifeste du second au troisième jour de l'invasion de la maladie, qui est annoncée par la toux et une vive chaleur dans la poitrine. Au début, l'expectoration présente les caractères suivans: c'est une mucosité claire, transparente et glaireuse, comme du blanc d'œuf. Lorsqu'on la verse d'un vase dans un autre, on la voit s'écouler en une seule masse d'une ténacité extrême. Tantôt elle file comme du verre fondu; tantôt elle s'étend en une sorte de toile transparente et filandreuse. La ténacité et la viscosité sont en raison directe du développement de l'irritation de la muqueuse. La viscosité acquiert surtout un degré remarquable lorsque les symptômes de la bronchite ont plus d'intensité; alors la matière expectorée adhère aux bords du vase par de longues stries ;

elle se rapproche un peu des crachats gélatiniformes de la pneumonie aiguë ; elle ne se détache pas aussi facilement lorsqu'on incline le vase.

Il est rare que la bronchite aiguë ne soit pas accompagnée de fièvre, pour peu que l'irritation soit vive. La viscosité des crachats acquiert plus de force pendant le paroxysme. Cet état pourrait en imposer sur sa véritable nature, et l'on pourrait croire que les poumons commencent à s'enflammer, si l'on s'en tenait seulement à cet examen. Mais le retour des crachats à leur état primitif après le paroxysme ne permet pas une erreur semblable.

Quelquefois la sueur qui vient terminer un paroxysme fébrile est suivie de crachats abondans, épais et opaques. Cet état n'est que passager. Les stries de sang qu'on observe ne doivent pas en imposer, et sont loin de présenter les caractères des crachats rouillés de la pneumonie. L'écume qui est ordinairement à la surface des crachats est due au mélange de l'air avec le mucus. Ce phénomène arrive lorsque le malade n'expectore qu'après une quinte de toux prolongée, pendant laquelle l'air, plusieurs fois inspiré et expiré, s'est mélangé avec les mucosités qui remplissent les canaux aériens. Les crachats qu'il rend contiennent une grande quantité d'air, qui forme à leur surface une mousse, dont on ne les sépare que très-difficilement.

L'expectoration conservant les caractères que j'ai signalés, les symptômes inflammatoires persistent avec la même force ; lorsqu'ils s'amendent, les crachats révèlent bientôt cet amendement. La mucosité qui les forme perd peu à peu sa transparence ; elle est mêlée de masses opaques, jaunes, blanches ou verdâtres, qui, rares d'abord, se multiplient de plus en plus, et forme la totalité des crachats. La bronchite marche alors vers la résolution. Cette expectoration dure plus ou moins long-temps, même lorsque tous les symptômes inflammatoires ont disparu.

On a toujours pensé que la résolution de la bronchite aiguë ne pouvait être regardée comme complète qu'autant que les crachats avaient acquis un degré d'épaississement et d'opacité convenable. J'ai observé quelques individus atteints d'une bronchite intense qui ont guéri parfaitement, quoique leurs crachats se fussent toujours maintenus dans le même état.

L'aspect des crachats dans la bronchite aiguë est beaucoup plus important pour le diagnostic qu'on ne l'a pensé jusqu'à ce jour. Le degré de l'inflammation de la membrane muqueuse pulmonaire est annoncé par les divers changemens qu'éprouvent les crachats, mieux que par aucun autre symptôme; il est cependant quelques exceptions.

La bronchite aiguë peut compliquer l'inflammation des autres organes; alors l'expectoration présente de nombreuses variétés; ils sont jaunes lorsqu'il y a maladie du foie. M. le professeur *Landré-Beauvais* a remarqué des crachats aussi verts que s'ils avaient été imprégnés de la matière résineuse de la bile. Dans la rougeole, ils ont beaucoup d'analogie avec ceux de la phthisie pulmonaire. On observe quelquefois, dans le cours d'une fièvre adynamique, des crachats épais, visqueux, d'un gris cendré, analogues aux crachats de certaines pneumonies anciennes.

Bronchite chronique. Dans cette période de la phlegmasie de la membrane muqueuse, l'expectoration est loin d'être aussi caractéristique. L'analogie qui existe entre les crachats de la bronchite chronique et ceux de la phthisie pulmonaire rend le diagnostic plus difficile; généralement, ils conservent l'aspect qu'ils ont vers la terminaison de l'inflammation aiguë; ils sont jaunes, opaques, blancs ou verdâtres; tantôt ils adhèrent au fond du vase; tantôt ils surnagent à une mucosité transparente ou trouble, ou bien ils sont suspendus au milieu d'elles; ils sont sous forme de larges plaques, puriformes, fétides, le plus communément inodores, paraissant insipides aux malades.

La fétidité est un caractère commun aux crachats de la bronchite chronique et à ceux de la phthisie tuberculeuse, ce qui rend la distinction beaucoup plus difficile. La fétidité serait-elle due à la dilatation des bronches? M. le professeur *Laennec* cite des observations de dilatation des bronches dans lesquelle l'expectoration était d'une fétidité extrême.

Un perruquier âgé de cinquante-six ans entra à la Charité dans les derniers jours de mai. Cet individu, sujet à s'enrhumer facilement, était oppressé habituellement; il avait éprouvé une hémoptysie; il expectorait des crachats puriformes. Soumis à notre examen, il présenta l'état suivant: orthophnée; sa face exprimait une vive anxiété; il rendait sans efforts, à la suite d'une toux légère, des crachats jaunes, épais, *nummulaires*, surnageant à une sérosité abondante. Une douleur vive existait dans toute la partie latérale gauche du thorax, et ne permettait pas de pratiquer la percussion. Ausculté, le murmure inspiratoire était fort net à droite, et beaucoup plus à gauche, tant en avant qu'en arrière; il résonnait avec force dans tout le côté gauche. De ce même côté, en avant, au niveau du sein et en arrière, un peu au-dessus de l'angle inférieur de l'omoplate, il y avait pectoriloquie évidente. Le pouls était peu fréquent, la peau chaude et sèche. Les fonctions digestives ne paraissaient point troublées. D'après l'ensemble de ces symptômes, la phthisie fut annoncée. Dans les premiers jours d'avril, l'expectoration changea de caractère; c'était un liquide grisâtre, s'écoulant en nappe, très-fétide, tellement abondant, qu'il remplissait, en vingt-quatre heures plus du triple du crachoir ordinaire; les crachats devenaient de plus en plus fétides. Le malade s'affaiblissait tous les jours; *il ne suait jamais*. Au commencement du mois de mai, la diarrhée survint. Dans les premiers jours de juin, le malade dépérit considérablement. Il succomba le 16 juin.

Ouverture du cadavre. Le poumon gauche crépitait généralement très-peu; cependant, plongé dans l'eau, son tissu surnageait. Dans son lobe supérieur existait une cavité assez large pour admettre une noix de moyenne grosseur, remplie d'un liquide analogue à la matière de l'expectoration. Un tuyau bronchique, pouvant recevoir au plus une plume à écrire, s'ouvrait dans son intérieur. La dissection nous convainquit bientôt qu'il y avait continuation entre les parois de la bronche et celles de la cavité, et qu'un même tissu les formait l'une et l'autre; on retrouvait dans toutes deux la membrane muqueuse rouge et épaissie, la membrane fibreuse et quelques traces de cerceaux cartilagineux. Il nous parut dès-lors que ce que nous avions pris pour une caverne tuberculeuse n'était autre chose qu'une dilatation considérable d'un rameau bronchique. En plusieurs points des parois de la portion ainsi dilatée existaient de petits orifices qui conduisaient dans d'autres bronches. (Obs. 8.e, même ouvrage.)

Y avait-il phthisie tuberculeuse? Existe-t-il des caractères plus tranchés à l'aide desquels on puisse reconnaître cette liaison? Non, certainement. Cette observation est très-importante, parce qu'elle réunit les signes les moins équivoques de la phthisie, la pectoriloquie, l'expectoration purulente et fétide. Cependant l'autopsie ne nous a démontré qu'une bronchite chronique avec dilatation d'une bronche. Je ne pouvais pas mieux choisir l'exemple pour prouver combien il est difficile, dans certains cas, de distinguer la bronchite chronique de la phthisie tuberculeuse, non-seulement par l'inspection des crachats, mais encore par tous les moyens de diagnostic que nous possédons.

On a vu la mort survenir à la suite d'une bronchite chronique, sans que les symptômes eussent annoncé une fin aussi prochaine. Dans ce cas, la mort est due à une expectoration très-abondante. On a aussi observé, dans quelques circonstances, l'expectoration avoir lieu d'une manière périodique.

De l'expectoration dans la pneumonie.

Si l'expectoration est de quelque utilité pour le diagnostic, c'est surtout dans la pneumonie; elle seule suffit pour la caractériser, comme on peut le voir dans quelques observations que j'ai citées. En général, on peut l'établir en principe; il peut y avoir des exceptions, mais elles sont fort rares. Non-seulement elle est très-caractéris tique dans le simple engouement, mais encore dans les autres degrés de la maladie. Ainsi nous verrons des crachats différens pour le premier degré ou *engouement*, le second ou *hépatisation rouge*, le troisième ou *hépatisation grise*.

Premier degré. Après les symptômes généraux qui semblent annoncer l'inflammation du parenchyme pulmonaire, du deuxième ou troisième jour, l'expectoration se manifeste ; les crachats se présentent sous un aspect sanguinolent. Un mucus intimement uni au sang forme leur composition ; ils sont jaunes ou d'une couleur rouille de fer, ou d'un rouge franchement prononcé, suivant la quantité plus ou moins considérable de sang qu'ils renferment ; ils sont d'une viscosité et d'une ténacité telle, qu'ils adhèrent entre eux de manière à ne former qu'un tout homogène et transparent ; mais ils n'acquièrent pas assez de viscosité pour s'attacher aux parois du vase. Dès qu'on incline ce même vase, on les voit s'écouler avec une grande facilité.

Ces crachats sont le signe certain de l'inflammation du premier degré. Le cylindre met bien à même d'apprécier cet état. La résolution est annoncée par la diminution de la ténacité et la viscosité, et par la présence d'une moins grande quantité de sang dans les crachats. Il fallait d'abord, pour les détacher du vase, employer certains efforts ; un peu plus tard, il suffit de l'incliner légèrement pour les faire écouler. L'expectoration prend le caractère de celle de la bronchite aiguë ; cet état dure plus ou moins long-temps ; mais cette marche n'est pas toujours aussi régulière. Il arrive quelque fois que la pneumonie n'est pas résolue, et qu'on entend encore du râle, quoique les crachats soient ceux de la bronchite aiguë. Le retour de la viscosité et de la couleur fortement rouillée est le signe du retour de l'inflammation. Il est très-rare de voir l'expectoration pneumonique se maintenir après la cessation ou bien l'amélioration des symptômes.

Second degré. Dans cette période d'inflammation, les crachats se présentent sous les caractères suivans : ils sont transparens et rouillés, réunis en masse gélatiniforme, tremblotante, d'une viscosité telle, que le vase qui les reçoit peut être renversé et fortement agité sans qu'ils se détachent de ses parois. Si on observe de tels crachats, la poitrine conservant sa sonorité, et le murmure inspiratoire étant peu altéré, il faut néanmoins que l'hépatisation existe dans quelques points du poumon. L'hépatisation rouge est marquée par l'absence de la respiration : cet état est le plus haut degré auquel l'inflammation puisse arriver. L'expectoration reste stationnaire, et bientôt elle prend un caractère nouveau, selon la terminaison qu'elle doit prendre. Si elle se termine par suppuration, les crachats ont un aspect bien saillant; au contraire, si elle marche vers la résolution, ils revêtent la forme déjà décrite dans cette période.

Troisième degré. La terminaison de la pneumonie par suppuration est-elle annoncée par une expectoration particulière? Les auteurs n'ont rien dit à cet égard. Dans un certain nombre de cas, l'expectoration se supprime ; dans d'autres, elle apparaît sous une forme particulière. Enfin elle continue, mais c'est très-rare, avec les caractères des crachats du second ou du premier degré. La suppression est due à deux causes. La première, est la non *excrétion* de la matière pururente, parce que les forces du malade ne lui permettent pas de faire les efforts nécessaires pour expulser les crachats ; alors elle s'accumule dans les bronches, la trachée-artère et le larynx, et l'asphyxie en est la suite nécessaire. La seconde est la non-*sécrétion* du mucus. Ce phénomène n'entraîne pas toujours d'accidens graves ; mais l'inflammation, portée au troisième degré, enlève le malade, à moins qu'elle n'occupe qu'un point très-circonscrit du parenchyme pulmonaire. Si la résolution ne s'opère pas, la maladie passe à l'état d'induration.

Voici l'expectoration qu'on observe le plus souvent : les malades près de succomber expectorent des crachats opaques, plaqués, d'un gris cendré, rougeâtre, inodores, s'écoulant en nappe, véritablement purulens; ou bien l'expectoration précédente perd son aspect gélatiniforme, sa grande viscosité, sa teinte rouillée, et n'est plus formée que par un liquide d'une couleur brune plus ou moins foncée, et quelquefois tout-à-fait noire, semblable à du jus de pruneaux.

Les signes fournis par ce genre d'expectoration son loin d'être infaillibles. Le jus de pruneaux s'est manifesté chez des individus qui n'avaient qu'une hépatisation rouge. On l'a même rencontré dans un cas où la pneumonie, assez légère, ne parut pas passer le premier degré.

Un cuisinier, âgé de cinquante-six ans, d'une faible constitution, eut, le 5 juillet 1820, une vive douleur au-dessus du mamelon droit. Il avait toussé et craché les jours suivans. Il entra à la Charité le 10. Dans la matinée du 11 (sixième jour), il était dans l'état suivant: respiration médiocrement accélérée, percussion douloureure sans matité dans toute la partie latérale droite du thorax. Le bruit d'expansion pulmonaire, très-fort et très-net à gauche, était remplacé à droite et en arrière, et en bas par un râle crépitant, qui ne le masquait pas entièrement. A la hauteur du scapulum et sous la clavicule du même côté, la respiration s'entendait avec autant de force et de netteté qu'à gauche; le pouls était fréquent, plein, la face rouge, les forces bien conservées. L'ensemble de ces symptômes ne semblait annoncer qu'une pneumonie au premier degré. Cependant nous fûmes frappés par l'aspect des crachats qui, facilement expectorés, étaient fournis par un liquide semblable à du jus de pruneaux.

Le lendemain (septième jour) les crachats avaient pris un aspect en rapport avec les autres symptômes. Le 8 et le 9, le bruit d'expansion pulmonaire se fait entendre de plus en plus net là où il existait du râle crépitant. La respiration était à peine accélérée. Les jours suivans, l'expectoration devint purement catarrhale. Le malade entre en convalescence. (Obs. 41.e, même ouvrage.)

D'après ce fait, il faudrait tirer la conséquence que l'inspection des crachats ne peut donner que des probabilités plus ou moins grandes sur le degré, la terminaison de la pneumonie.

Pneumonie chronique. Ici rien de positif, rien de caractéristique. L'expectoration est un mélange des crachats de la bronchite chronique et de ceux des divers degrés de la pneumonie. Les variétés qu'ils présentent sont si nombreuses et si peu constantes, qu'il serait fort difficile de les décrire.

Une phlegmasie vient compliquer une maladie déjà ancienne; les crachats présentent alors des anomalies qu'il est nécessaire de connaître. L'expectoration qui appartenait à la bronchite chronique ou à l'affection tuberculeuse préexistante disparaît entièrement, et est remplacée par celle de la nouvelle inflammation, ou bien c'est un mélange de l'une et de l'autre. Leurs caractères se masquent mutuellement, au point que l'on ne peut plus en tirer aucune conséquence relative au diagnostic et au prognostic des maladies. Dans des cas de ce genre on sent véritablement l'importance de l'auscultation. L'expectoration de l'ancienne phlegmasie reparaît après que tous les symptômes de la nouvelle ont disparu.

L'absence de l'expectoration pendant le cours d'une pneumonie a été regardée par les auteurs comme un fâcheux augure, et la maladie peu susceptible de guérison. *Franck* prétend avoir vu guérir un grand nombre de malades de ce genre.

De l'expectoration dans la phthisie tuberculeuse.

Je ne donnerai, avec M. le professeur *Laennec*, le nom de *phthisie tuberculeuse* qu'à la dégénération tuberculeuse. Dans cette maladie, l'expectoration est loin de donner des signes aussi certains que dans la pneumonie. Le diagnostic est aussi plus difficile à être porté. En exposant les caractères des crachats de la bronchite chronique, nous avons vu qu'on pouvait quelquefois la prendre pour la phthisie pulmonaire. L'auscultation et la percussion sont-elles d'un plus grand secours ? L'observation huitième, que j'ai rapportée, nous conduirait à conclure le contraire.

Au début de la dégénération tuberculeuse, la respiration est dans toute son intégrité. Elle n'est interrompue par aucune espèce de râle. La poitrine conserve sa sonorité ; la toux est légère. A l'aide de quel signe reconnaître cet état des poumons ? L'expectoration, mieux que tout autre symptôme, nous servira à baser le diagnostic.

M. le professeur *Laennec* a dit d'une manière générale que la matière tuberculeuse rendue par l'expectoration pouvait se présenter sous deux formes différentes : tantôt elle ressemble à un pus épais, mais inodore, et plus jaune que les tubercules crus ; tantôt elle est séparée en deux parties, l'une très-liquide, plus ou moins transparente et incolore, l'autre opaque et de consistance de fromage mou et friable. Il n'a pas parlé des crachats, les tubercules étant encore à l'état de crudité, ni de la forme qu'ils affectent dans la marche de la dégénération tuberculeuse.

Cette forme semble tenir à la manière dont les bronches communiquent avec l'excavation tuberculeuse, du nombre, de la longueur, de la largeur, du mode de division des tuyaux des bronches que le liquide doit parcourir ; de la quantité et de la qualité du mucus auquel il se mêle ; du séjour plus ou moins prolongé qu'il fait dans les bronches avant d'être expectoré.

Lorsque les tubercules ne sont encore qu'à l'état de crudité, une toux plus ou moins vive se manifeste ; l'amaigrissement commence ; l'expectoration présente les caractères de la bronchite aiguë ; mais quelquefois c'est une espèce de flux séreux. Elle dure un temps indéterminé. Si la matière tuberculeuse se ramollit, on aperçoit, si l'on observe bien attentivement chaque jour la matière expectorée, au milieu du liquide qui la forme, de petits grumeaux d'un blanc mat ou tirant sur le jaune, assez consistans, dont le volume varie depuis celui d'une petite tête d'épingle jusqu'à celui d'un pois. *Bayle* les a comparés à du riz bien cuit. Ils restent isolés les uns des autres, et restent au fond du vase. Ils sont friables, et ce caractère suffit pour les distinguer de petits grumeaux que certains individus expectorent dans l'état de santé. On remarque aussi à la même époque de longues stries fines déliées, suspendues au milieu du même liquide filant et transparent. D'autres fois elles s'en distingnent par leur couleur d'un blanc mat analogue à celle des grumeaux. A cette expectoration on voit succéder quelquefois une grande quantité de crachats opaques, puriformes, provenant d'une excavation tuberculeuse qui s'est vidée spontanément dans les bronches.

Le ramollissement des tubercules fait des progrès; les grumeaux et les filets deviennent alors plus abondans. A mesure qu'ils se multiplient, ils se réunissent en masses plus ou moins considérables, qui restent suspendues au milieu d'un liquide trouble. On les a désignées sous le nom de *flocons*. D'autres fois elles s'arrondissent, s'épaississent, demeurent parfaitement isolées les unes des autres. Cette disposition les a fait désigner sous le nom de *crachats nummulaires*. Examinés attentivement, ces crachats paraissent formés par la réunion d'une foule de petits points qui semblent se diviser en points plus petits encore. Un mucus tantôt grisâtre, demi-transparent, tantôt jaune ou verdâtre et complètement opaque, réunit ces petits points; de sorte que le crachat entier paraît nuancé de diverses couleurs. Les crachats prennent encore une autre disposition; ce sont des stries longues déliées, contournées plusieurs fois sur elles-mêmes, réunies par du mucus qu'elles sillonnent, toujours bien distinctes par leur couleur.

M. *Lerminier* désigne cette expectoration sous le nom de *crachats composés*. La matière expectorée est un mélange de matière tuberculeuse et de mucus sécrété par la muqueuse enflammée.

Les parois des cavernes semblent sécréter un liquide particulier qui par son aspect diffère totalement de la matière tuberculeuse. Sa couleur est d'un gris sale, cendré, quelquefois rougeâtre. Cette teinte est due à une certaine quantité de sang qu'il contient. De petits grumeaux d'un blanc mat, débris évidens de matière tuberculeuse, sont suspendus au milieu de ce liquide. A l'autopsie, lorsqu'on a trouvé des cavernes remplies de cette matière, les crachats en avaient presque toujours révélé l'existence. Il forme peu à peu toute l'expectoration. D'abord il se montre par plaques isolées, qui augmentent bientôt de volume. Le mucus diminue et il forme tous les crachats, qui deviennent assez consistans. C'est une sorte de purée homogène, fétide ou inodore, offrant l'une des couleurs indiquées. Ce genre d'expectoration est caractéristique; il annonce que le malade est parvenu au dernier degré de consomption pulmonaire. Si les crachats ont conservé l'aspect que nous avons décrit précédemment, il est très-commun de les voir changer de caractère en quarante-huit ou vingt-quatre heures. Ils forment au fond du vase une masse plaquée d'un gris sale, ne s'en détachant pas lorsqu'on le verse.

Chez les phthisiques, l'expectoration se supprime quelquefois, comme dans la pneumonie au dernier degré; cette suppression peut être attribuée à deux causes : le malade succombe asphyxié par l'accumulation des crachats dans la trachée-artère, le larynx. La seconde cause est la résorption du liquide qui remplit les cavernes. Je ne sais jusqu'à quel point on peut ajouter foi à cette assertion. Cependant, après la mort, on trouve des cavernes entièrement vides.

J'ai parlé, au commencement de ma these, de l'odeur et de la saveur des crachats des phthisiques. Je ne crois pas nécessaire de revenir sur ce point. Je crois avoir fait sentir que la séméiotique ne pouvait en tirer de grands avantages.

J'ai exposé avec toute l'exactitude possible les caractères des crachats des phthisiques. En médecine, on ne peut jamais rien établir de fixe. Les exceptions se présentent toujours en foule. Les crachats, chez un certain nombre de malades, ne décèlent pas l'état du poumon, témoin les observations suivantes.

Une jeune fille offrait une pectoriloquie évidente à la partie supérieure et antérieure du côté droit de la poitrine; l'expectoration fut toujours purement catarrhale. Elle s'éteiguit peu à peu. A l'autopsie on trouva le sommet du poumon droit creusé par plusieurs excavations communiquant toutes ensemble, et remplies par un liquide cendré, au milieu duquel existaient de petits grumeaux d'un blanc mat.

Une femme âgée de trente-cinq ans succomba à une diarrhée chronique qui persistait depuis trois ou quatre ans. A l'ouverture on trouva au sommet des deux poumons trois ou quatre petites cavernes communiquant ensemble et remplies de tubercules ramollis. Dans l'une d'elles s'ouvrait un très-gros tuyau bronchique. Cependant cette malade n'expectorait pas pendant les trois semaines qu'elle a été soumise à notre examen; et, chose plus étonnante, elle n'a jamais accusé de symptômes morbides vers la poitrine. (Thèse du docteur *Andral.*)

Dans la première observation, on voit que l'expectoration a été toujours catarrhale, quoique des cavernes existassent dans les poumons. L'autopsie démontre assez souvent des altérations du poumon bien autres que celles que les crachats avaient annoncées. Il est une remarque très-importante à faire pour ne pas être induit en erreur sur les signes fournis par l'expectoration des phthisiques; elle présente des différences suivant l'époque de la journée à laquelle on examine les crachats. En effet, des malades n'expectorent des crachats caratéristiques que pendant la nuit ou le matin. D'autres n'expectorent que vers la fin des exacerbations de la fièvre hectique.

L'expectoration cesse par intervalles; mais cela est assez rare. *Beaumes* parle d'un phthisique qui portait au scrotum un ulcère qui donnait beaucoup de pus. Venait-il à se supprimer, il était remplacé par une expectoration plus abondante, et *vice versâ.* Un phthisique pectoriloque présentait les mêmes phénomènes. Cessait-il de cracher, le râle muqueux s'annonçait; expectorait-il de nouveau, le râle muqueux était remplacé par la pectoriloquie.

Telles sont les considérations que j'avais à présenter sur l'expectoration. Je suis convaincu qu'un examen suivi des différens caractères qu'elle présente dans la *bronchite*, la *pneumonie*, la *phthisie tuberculeuse*, peut conduire à de fortes présomptions en faveur de l'existence de chacune de ces maladies ; mais je crois aussi avoir démontré qu'on ne doit pas y attacher une importance exagérée ni une opinion exclusive.

HIPPOCRATIS APHORISMI.

I.

Tabes maximè fit ætatibus ab anno octavo decimo usque ad quintum trigesimum. *Sect.* 5, *aph.* 8.

II.

A tabe vexatis, si sputum quod extussiunt prunis superfusum graviter oleat, et capilli de capite defluant, lethale. *Ibid.*, *aph.* 11.

III.

Quibus tabe laborantibus capilli de capite defluunt, hi, alvi fluxu superveniente, moriuntur. *Ibid.*, *aph.* 12.

IV.

Qui sanguinem spumosum expuunt, his ex pulmone talis rejectio fit. *Ibid.*, *aph.* 13.

V.

A tabe detento alvi profluvium superveniens, lethale. *Ibid.*, *aph.* 14.

VI.

Qui sponte sanguinem mingunt, his à renibus venæ ruptionem significat. *Sect.* 4, *aph.* 78.

www.ingramcontent.com/pod-product-compliance
Lightning Source LLC
LaVergne TN
LVHW050508160826
845677LV00003B/1002